INDICATIONS

DU

CLIMAT MARIN ATLANTIQUE

DANS LA NEURASTHÉNIE

Rapport présenté au IVe Congrès de Climatothérapie et d'Hygiène urbaine

Biarritz, 20 25 avril 1908

PAR

Le Docteur **RÉGIS**

PROFESSEUR A LA FACULTÉ DE MÉDECINE DE BORDEAUX

ET

Le Docteur **LEGRAND**

DE BIARRITZ

PARIS

VIGOT FRÈRES, ÉDITEURS

23, PLACE DE L'ÉCOLE-DE-MÉDECINE, 23

—

1908

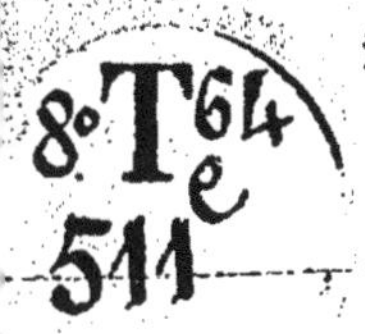

INDICATIONS

DU

CLIMAT MARIN ATLANTIQUE

DANS LA NEURASTHÉNIE

INDICATIONS

DU

CLIMAT MARIN ATLANTIQUE

DANS LA NEURASTHÉNIE

Rapport présenté au IVe Congrès de Climatothérapie et d'Hygiène urbaine

Biarritz, 20-25 avril 1908

PAR

Le Docteur **RÉGIS**

PROFESSEUR A LA FACULTÉ DE MÉDECINE DE BORDEAUX

ET

Le Docteur **LEGRAND**

DE BIARRITZ

PARIS

VIGOT FRÈRES, ÉDITEURS

23, PLACE DE L'ÉCOLE-DE-MÉDECINE, 23

1908

INDICATIONS DU CLIMAT MARIN ATLANTIQUE DANS LA NEURASTHÉNIE

PAR

Le Dr E. Régis
Professeur à la Faculté de médecine de Bordeaux

Le Dr G. Legrand
de Biarritz

PREMIÈRE PARTIE

CLIMATOLOGIE

La France est soumise aux influences atmosphériques de l'océan Atlantique et de la Méditerranée ; de l'inégale répartition de ces influences et de la configuration du sol naissent deux grands climats : le climat *Atlantique* et le climat *Méditerranéen*. C'est là la division généralement adoptée par les géographes et les météorologistes ; division très générale d'après laquelle toute l'étendue du territoire est partagée en deux zones jouissant chacune d'un climat qui présente, dans ses grandes lignes, un certain nombre de caractères communs. Au point de vue *climatothérapique*, le climat doit être envisagé sous le rapport de l'influence qu'il exerce non seulement sur la *vie* des êtres organisés, mais sur certaines manifestations morbides. Aussi ne peut-on adopter une classification aussi générale ; en s'en tenant même au littoral baigné par l'océan Atlantique, il est impossible de comprendre dans une étude d'ensemble toute la côte occidentale de notre pays, depuis Dunkerque jusqu'à l'embouchure de la Bidassoa. Il y a entre les points extrêmes des différences trop accusées, le climat déjà rude de la Normandie et du Pas-de-Calais ne saurait être assimilé à celui du golfe de Gascogne ; et au point de vue, notamment, de la température, la douceur des mois d'hiver que l'on commence à constater sur les côtes à partir de la Bretagne rend une distinction indispensable. C'est donc du *climat marin Atlantique méridional*, c'est-à-dire de celui qui règne sur le littoral depuis le Finistère jusqu'à Hendaye, qu'il sera question dans ce travail.

Est-ce à dire qu'une même formule climatologique soit uniformément applicable à toutes les stations maritimes de cette région ? Ce n'est pas là, certes, ce que nous voulons donner à entendre ; personne, au contraire, n'est plus que nous persuadé que certaines dispositions topographiques locales, la présence ou l'absence d'abris naturels contre les vents dominants, peuvent modifier d'une façon fort appréciable, en les accentuant ou en les mitigeant, tels ou tels éléments constitutifs d'un climat régional ; et nous souscririons plus volontiers à l'opinion de Le Roy de Méricourt et de Leroux lorsqu'ils proclament la valeur de la climatologie *locale*. Toutefois, il est bien certain que l'on observe tout le long de la côte en question un ensemble de conditions atmosphériques qui assurent au climat une physionomie propre et permettent, au point de vue spécial qui nous occupe, d'en fixer les indications et contre-indications.

Aussi bien ne saurait-il entrer dans notre cadre, même après ces réserves, de faire ici une étude complète de climatologie ; utilisant les ouvrages qui ont été publiés sur cette question, et plus spécialement les travaux si documentés du Dr Lalesque (1) et de M. Courty (2), nous étudierons sommairement, parmi les éléments constitutifs du climat, ceux qui nous paraissent doués de propriétés plus caractéristiques et plus intéressantes pour le médecin.

I. — TEMPÉRATURE

Le voisinage de l'Océan exerce sur la température une action de *régulation* qui a pour conséquence une *stabilité thermique* plus grande au bord de la mer que dans l'intérieur du continent. Cette stabilité thermique est faite de trois éléments principaux : l'éléva-

1. F. Lalesque. *Cure marine de la Phtisie pulmonaire*. Paris, Masson et Cie, 1897.

2. F. Courty. Climatologie du littoral Atlantique français. IIe Congrès de climatothérapie. Arcachon, 1905.

tion de la température hivernale, le faible écart entre les moyennes saisonnières, la faible amplitude des variations diurnes.

A. — *Élévation de la température hivernale.* — L'élévation de la température hivernale sur les côtes occidentales est une loi générale ; à égalité de latitude, les villes du littoral ont une température moyenne plus élevée en hiver que celles du continent. Les lignes isothermes qui pénètrent en France près de l'extrémité septentrionale de la contrée se dirigent vers le sud à mesure qu'elles avancent dans l'intérieur des terres.— C'est que l'Océan exerce sur tous les rivages qu'il baigne une action calorifique due aux courants chauds qui le sillonnent et aux vents marins qui s'échauffent au contact de sa masse liquide. Pour la côte française, de Brest à Bayonne, il est probable que l'action directe du Gulf-Stream, souvent invoquée, ne s'exerce que bien faiblement ; à cette latitude, comme le fait remarquer Arago, la branche qui s'approche de nos régions est un courant très peu rapide et qui a perdu depuis longtemps l'excès de température qu'il possédait. Si la température hivernale est relativement élevée, cela tient surtout à la présence des vents marins, soufflant d'entre sud et ouest. Chaque fois que les vents soufflent de cette direction il y a un échauffement thermique qui se traduit par un nombre appréciable de degrés. En sorte que la moyenne générale des mois d'hiver, qui oscille entre 6°5 et 8°5 est la résultante de deux régimes de températures ; l'un de températures relativement basses avec pression barométrique élevée et vents *terrestres* d'entre nord-est et sud-est ; l'autre de températures élevées avec pression barométrique basse et vents *marins* d'entre sud-ouest et ouest. Pour les stations du golfe de Gascogne, il y a comme élément intermédiaire un vent spécial qui est à la fois échauffant et terrestre, c'est le vent du sud, qui règne chaque hiver par périodes intermittentes et contribue grandement à l'élévation de la température hivernale. Quand le vent souffle avec une certaine violence, ce qui est tout à fait exceptionnel et ne survient que par journées isolées, il prend un peu les allures d'un sirocco ; chaud et sec, il est à la fois déprimant et excitant et réalise des conditions favorables aux manifestations de la « faiblesse irritable ». Quand, au contraire, il souffle doucement et ne doit sa dénomination qu'à sa direction, ce vent crée pendant l'automne et l'hiver des périodes intercalaires d'un caractère vraiment estival, pendant lesquelles les paysages de la côte basque prennent des apparences d'une autre latitude : « Le vent du sud, qui est le grand magicien du pays basque, souffle doucement. L'automne d'hier s'en est allée et on l'oublie. Des haleines tièdes passent dans l'air, plus vivifiantes, plus salubres que celles de mai, ayant l'odeur du foin et l'odeur des fleurs... Et, au milieu de tout cet enivrement du novembre méridional, plus délicieux dans cette contrée que l'enivrement du printemps, on se grise à respirer... Les horizons pyrénéens se sont déblayés de leurs nuages, de leurs moindres vapeurs, et il semble que le vent du sud ait apporté jusqu'ici les limpidités d'Andalousie ou d'Afrique. » (P. Loti.)

B. — *Faible écart entre les moyennes saisonnières.* — Le faible écart que l'on observe entre les moyennes saisonnières n'est, à proprement parler, qu'une conséquence de l'élévation thermique hivernale ; car l'océan Atlantique, qui réchauffe l'atmosphère du littoral pendant les mois d'hiver a une action inverse pendant les mois d'été ; à cette saison, le voisinage de la mer donne lieu chaque jour au phénomène bien connu de la brise du large, qui résulte de l'échauffement inégal de la terre et de l'eau et dont l'action bienfaisante se fait sentir par les plus chaudes journées des mois de juillet et d'août ; cette brise, qui commence à s'élever vers la fin de la matinée pour ne cesser qu'au coucher du soleil donne lieu à un abaissement thermométrique qui n'est pas moindre, souvent, de 3 à 4°. — En sorte que la température moyenne annuelle du littoral atlantique, qui est de 12° à 13°8 est faite de moyennes saisonnières fort peu différentes, contrairement à ce qui se passe pour les climats continentaux, où l'écart entre les moyennes hivernales et les moyennes estivales atteint sur certains points de la zone tempérée jusqu'à 18°, 20° et 27°. Sur le littoral atlantique cet écart varie généralement entre 11° et 13°. Notons en passant l'uniformité de la répartition du calorique sur toute la région qui nous occupe, puisque les moyennes annuelles de deux stations extrêmes, Lorient et Biarritz, qui sont de 12° à 12°5 et 13 à 13°8, ne diffèrent entre elles que de deux degrés environ. Cette différence est encore moindre pour les mois d'hiver et n'atteint que 1°5, les moyennes hivernales de ces mêmes stations étant respectivement de 6°5 et 8°.

C. — *Faible amplitude de la variation diurne.* — Cet élément de la stabilité thermique est vraiment tout à fait caractéristique du climat marin atlantique. Voici un tableau qui montre combien cette variation est plus considérable à l'intérieur des terres :

Amplitude de la variation diurne de la température.

Sur le littoral.		A l'intérieur.	
Saint-Mathieu	6.73	Rennes	10.88
Ile d'Yeu	5.68	Angers	10.34
Lorient	8.74	Périgueux	11.73
Arcachon	8.58	Agen	10.96
Biarritz	6.65	Pau (Lescar)	12.48

Encore faut-il remarquer que ces chiffres représentent des moyennes, et qu'ils sont loin, par conséquent, de correspondre à la variation diurne *habituelle*, qui est notablement moins élevée ; ces chiffres sont augmentés par les écarts assez considérables qui se produisent par à-coups en hiver, au moment des changements de vent dont il a été question plus haut et qui déterminent les deux régimes de température dont nous avons parlé. Il s'agit donc de variations *intermittentes*, séparant des périodes de plusieurs jours de durée, et non d'un phénomène journalier tel que celui qui se produit sur le littoral méditerranéen et donne lieu à un refroidissement brusque au moment du coucher du soleil ; sur la côte océanienne, au contraire, le léger refroidissement nocturne s'opère d'une façon lente et progressive depuis la chute du jour jusqu'au minimum du matin. — Il y a lieu de remarquer que les variations thermométriques assez considérables qui s'observent au moment des changements de régime (pendant les mois d'hiver, bien entendu) se font à peu près toujours pendant *la nuit* pour le passage du chaud au froid et pendant le *jour* pour le passage du froid au chaud.

En résumé. — La température moyenne annuelle, l'écart des moyennes saisonnières et l'amplitude des variations diurnes font du climat marin atlantique un climat *essentiellement tempéré*, à stabilité thermique *relative*.

II. — ÉTAT HYGROMETRIQUE

L'état hygrométrique de l'air classe le climat marin atlantique parmi les climats d'humidité moyenne, c'est-à-dire dont la fraction de saturation est comprise entre 75 et 90 0/0. — Pour le professeur Jaccoud, c'est entre 70 et 80 qu'il faut chercher les limites désirables de l'humidité relative moyenne ; elle est trop faible au-dessous ; elle est excessive au delà du second.

Dans bon nombre de stations du littoral, c'est exactement entre ces chiffres qu'oscille l'état hygrométrique ; dans certaines, sa stabilité est tout à fait remarquable : voici, par exemple la moyenne des différents mois à Biarritz, pendant une période de dix années :

	1886	1887	1888	1889	1890	1891	1892	1893	1894	1895
Janvier.....	77	78	77	77	74	78	73	73	71	72
Février.....	75	72	76	78	72	64	70	73	77	76
Mars.......	72	69	71	67	69	69	70	72	73	73
Avril.......	68	71	73	74	74	73	75	67	73	77
Mai........	69	77	73	76	73	74	71	71	77	82
Juin........	76	77	76	82	78	76	75	77	76	83
Juillet......	74	78	74	77	76	72	75	76	80	75
Août.......	83	80	75	84	74	75	76	78	76	78
Septembre..	75	76	77	76	78	78	80	75	73	72
Octobre....	71	71	73	75	82	74	72	75	67	68
Novembre..	76	75	69	71	74	68	76	78	75	66
Décembre ..			69	72	76	70	73	74	77	73

Il y a lieu de faire remarquer, cependant, l'abaissement *considérable* de l'état hygrométrique qui se produit parfois les jours où le vent du sud souffle avec violence ; on peut alors observer les chiffres de 50, 49, 42 et jusqu'à 41 ; les vents d'est, vents également *terrestres*, s'accompagnent, eux aussi, d'une sécheresse assez marquée de l'atmosphère.

III. — PLUIES. VENTS

Les pluies sont très fréquentes sur tout le littoral atlantique ; la quantité d'eau tombée annuellement varie entre 600 et 1.200 millimètres, le nombre de jours de pluie entre 100 et 160.

Nous avons déjà parlé des vents à propos de l'influence qu'ils exercent sur la marche de la température et l'état hygrométrique.

Il nous reste à dire un mot de leur intensité. Pendant six mois de l'année, d'octobre à mai, l'atmosphère est souvent agitée. Les observations ne traduisent pas en chiffres la vitesse et par conséquent l'intensité des vents ; mais les registres des sémaphores emploient huit qualificatifs pour exprimer la valeur de cette intensité : suivant que l'agitation est nulle, faible ou forte, le vent est dit calme, très faible, faible, modéré, assez fort, fort, très fort et violent.

Il y a en moyenne trente à quarante-cinq jours chaque hiver pendant lesquels le vent est qualifié : assez fort, fort, très fort ou violent. Ces jours correspondent aux bourrasques qui s'abattent de temps à autre sur la côte, amenant une forte dépression barométrique et ces formidables averses qui portent à un chiffre si élevé la quantité d'eau tombée annuellement.

IV. — PURETÉ DE L'AIR

On a reconnu de tout temps que l'air marin présente, au point de vue de sa pureté, une supériorité marquée sur l'air du continent. Au large, l'air est absolument pur, et celui qui a été recueilli en haute mer a été trouvé complètement dépourvu de germes, de spores et de bactéries. A mesure qu'on se rapproche de la terre, cette pureté de l'atmosphère va en s'amoindrissant, mais sur les côtes, et jusqu'à une certaine distance du rivage, le nombre des germes est encore très réduit.

Il y a sur le littoral atlantique deux causes qui contribuent à entretenir cette asepsie relative de l'atmosphère ; c'est d'une part, le vent du large, qui chasse vers l'intérieur du continent les impuretés de toutes sortes qui prennent naissance d'une façon incessante à la surface du sol, et qui ne les remplace pas puisqu'il souffle de régions où ces impuretés n'existent pas ; c'est, d'autre part, l'état hygrométrique élevé qui résulte sur les côtes de l'évaporation fournie par la surface de la mer et de la fréquence des pluies.

Des expériences ont été faites à Arcachon par Lalesque et Rivière (1) et à Biarritz par l'un de nous et Brandeis (2) pour mettre en lumière le petit nombre de germes contenus dans l'atmosphère du littoral ; nous reproduisons dans le tableau ci-après les

1. F. Lalesque, *loc. cit.*, p. 94, 95, 96.

2. G. Legrand, *De l'Influence du climat marin de Biarritz sur la marche de la phtisie pulmonaire.* Masson et Cie, 1901, p. 35 et 36.

résultats obtenus et nous y joignons, à titre comparatif, les chiffres trouvés par Miquel dans ses analyses de l'air faites d'une part en haute mer et à 100 kilomètres des côtes, d'autre part à Paris, au parc Montsouris et dans la rue de Rivoli.

	Microorganismes par mètre cube
Haute mer.	0
A 100 kil. des côtes.	6 à 45
Arcachon (plage)	150 à 155
— (forêt).	0, 4, 8, 80
Biarritz (plage)	84
Parc de Montsouris.	480
Rue de Rivoli.	3.480

V. — CHLORURE DE SODIUM

Nous arrivons à un élément du climat marin atlantique qui a donné lieu à des discussions sans nombre : c'est le chlorure de sodium, dont l'importance a été si diversement appréciée par les auteurs que certains vont jusqu'à nier son existence même dans l'atmosphère marine, tandis que d'autres lui reconnaissent une influence prépondérante et le considèrent volontiers comme l'élément caractéristique de l'air du littoral. Pour Le Roy de Méricourt, « le chimiste le plus habile ne pourrait distinguer, si des étiquettes n'en indiquent la provenance, les échantillons d'air pris sur une élévation, à l'intérieur du continent, de ceux recueillis sur le bord de la mer ou à 30 lieues au large. » L'analyse de l'air ! voilà le grand argument toujours mis en avant par les adversaires du chlorure de sodium. Et cependant, nous n'arrivons pas à comprendre la valeur de ce raisonnement qui nous en paraît, au contraire, totalement dépourvu : comment concevoir, en effet, qu'un corps solide, le chlorure de sodium, puisse figurer dans l'analyse d'un mélange gazeux : l'air. Sans compter que toutes les précautions sont prises, en pareil cas, pour que le chlorure de sodium ne figure pas, à un titre quelconque, dans l'expérience : nous ne disons pas « dans l'analyse », car encore une fois, nous ne comprenons pas comment un corps qui n'est pas susceptible de passer à l'état gazeux dans les conditions de pression et de température où il se trouve, pourrait entrer en combinaison avec un mélange gazeux. Bref on recueille l'air par un *temps calme*, à *l'abri du vent* et de plus on prend bien soin de le faire passer à travers de la ouate, du sulfate de soude ou de la potasse caustique pour qu'il soit rigoureusement exempt d'humidité ; comment pourrait-il, après toutes ces précautions, contenir des traces de chlorure de sodium. Car, en fin de compte, il n'a jamais été question, quand on parle de ce corps, de donner à entendre qu'il puisse faire partie *intégrante* de l'air du littoral, et que sa présence puisse être décelée par *l'analyse* chimique. Et de quoi s'agit-il, si ce n'est de ces « gouttelettes imperceptibles d'eau de mer que le vent saisit à la crête des vagues, qu'il divise à l'infini comme le ferait un immense appareil de pulvérisation, et qu'il maintient en suspension dans les couches les plus intérieures de l'atmosphère. »

Or cette pulvérisation, nul ne peut nier qu'elle existe tout le long du littoral atlantique ; des conditions spéciales de protection la réduisent au minimum dans certaines localités, en particulier à Arcachon où le double écran protecteur des dunes et des pins exerce une action de préservation si efficace contre la violence du vent ; dans d'autres, au contraire, comme à Biarritz, tout concourt à favoriser cette dissémination de l'eau de mer : ouverture complète aux vents du large, présence de nombreux rochers sur lesquels les vagues se brisent et sont réduites en une fine poussière d'eau que la moindre brise suffit à entraîner au loin.

Il y a donc tout le long du rivage, s'étendant jusqu'à une distance plus ou moins grande suivant la configuration du sol et l'état d'agitation de l'atmosphère, une zone limitrophe véritablement *marine* dont il faut certainement tenir compte.

En résumé, le climat marin atlantique méridional est un climat essentiellement *tempéré* qui présente les caractéristiques suivantes :

1° La température ambiante est plus uniforme qu'à l'intérieur des terres ;

2° L'air contient plus de vapeur d'eau, les pluies sont fréquentes;

3° L'état d'agitation de l'atmosphère est fréquent, surtout en hiver;

4° Les microorganismes se rencontrent en très petit nombre ;

5° Il existe une zone *marine*, où l'air se charge d'eau pulvérisée contenant du chlorure de sodium, des bromures et iodures alcalins.

G. Legrand

DEUXIÈME PARTIE

NOSOGRAPHIE THÉRAPEUTIQUE

I

UN MOT SUR LA CONCEPTION ACTUELLE DE LA NEURASTHÉNIE. — LA NEURASTHÉNIE-SYNDROME

Les caractères du climat marin atlantique ayant été clairement résumés dans la première partie de ce rapport, il nous faut maintenant aborder, dans la seconde partie, la question des indications de ce climat en ce qui concerne la neurasthénie.

Poser des règles, en thérapeutique, est toujours très difficile. Lorsqu'il s'agit du traitement océanien de la neurasthénie, c'est chose à peu près impossible, non seulement parce que la climatothérapie marine n'a pas encore de formules précises, mais aussi et surtout parce que l'état morbide appelé *neurasthénie* ne représente pas une entité morbide nettement définie.

Sous l'influence naturelle de l'évolution des idées, la conception Beard-Charcot de la neurasthénie-maladie s'est en effet profondément modifiée et, dans le domaine de la *névrose asthénique* comme dans celui de la *névrose hystérique*, le bloc intégral du début s'est peu à peu divisé en fragments multiples et variés, réclamant une identification nouvelle.

L'opinion actuellement dominante, c'est qu'il n'y a point une neurasthénie, mais des neurasthénies, ou plutôt des états neurasthéniques. On ne saurait donc étudier la cure marine dans la neurasthénie: on doit, de toute nécessité, l'étudier dans les états neurasthéniques.

Il suffit de jeter un coup d'œil sur quelques-uns des travaux généraux parus sur la neurasthénie depuis Beard et Huchard, en particulier sur ceux de Bouveret (1), Mathieu (2), Levillain (3),

1. Bouveret. *La neurasthénie*, 1889-1890.
2. Mathieu. *Neurasthénie*, 2e édition, 1894.
3. Levillain. *La neurasthénie*, 1891.

Blocq (1), Pitres (2), Guinon (3), Lœwenfeld (4), Gilles de la Tourette (5), Guimbail (6), de Fleury (7), Brissaud (8), Dutil (9), H. Verger (10), Beni-Barde (11), Alb. Deschamps (12), Godlewski (13), etc., pour constater combien sont nombreuses et variées les formes neurasthéniques signalées et décrites, et aussi combien diffère la manière de les concevoir dans leur ensemble et dans leurs rapports réciproques.

Ce serait un hors-d'œuvre inutile que d'insister longuement ici sur ce sujet.

Disons simplement que, personnellement, nous sommes partisan de l'idée de la neurasthénie-syndrome.

Nous croyons — et c'est à notre avis la meilleure façon de comprendre actuellement les choses — qu'il existe un syndrome neurasthénique, traduction habituelle et générale de l'épuisement nerveux, constamment identique à lui-même en ses éléments fondamentaux, mais très variable d'un individu à l'autre dans ses causes immédiates, son intensité, ses prédominances symptomatiques, sa marche et son évolution.

Comme le dit excellemment notre ami le professeur Brissaud (14), « il y a surtout une neurasthénie banale, sans autre qualificatif, qui est le fond commun et en quelque sorte le canevas sur lequel chaque malade brode au gré de sa fantaisie personnelle. »

Quant à ce type banal du syndrome, il est représenté à mon sens par la forme constitutionnelle de la neurasthénie, à accès rarement unique, le plus souvent à récidives paroxystiques plus ou moins fréquentes au cours de la vie, essentiellement fait d'adynamie physique et psychique, en rapport avec une disposition également constitutionnelle aux perturbations nutritives de l'organisme et tendant lentement vers l'état scléreux, généralisé ou localisé.

Ce type morbide, bien qu'au fond toujours le même, différera

1. Blocq. La neurasthénie et les états neurasthéniques. *Gaz. des hôpitaux*, 1891.
2. Pitres. Leçons sur la neurasthénie. *Écho médical*, 1890.
3. G. Guinon. Art. Neurasthénie du *Manuel de médecine*. Debove et Achard, tome IV, 1894.
4. Löwenfeld. Die Neurasthénie.
5. Gilles de la Tourette. *La neurasthénie et les états neurasthéniques*, 1898.
6. Guimbail. *Thérapeutique par les agents physiques*, 1898.
7. De Fleury. *Les grands symptômes neurasthéniques*, 1901.
8. Brissaud. Art. Neurasthénie du *Traité de médecine et de thérapeutique*. Brouardel et Gilbert, tome X, 1902.
9. Dutil. Art. Neurasthénie du *Traité de médecine*. Bouchard et Brissaud, 2e édition, tome X, 1905.
10. H. Verger. Art. Neurasthénie du *Precis de pathologie interne*, 1907.
11. Beni-Barde. *Les vrais et les faux neurasthéniques*, 1908.
12 Alb. Deschamps. *Les maladies de l'énergie*, 1908.
13. Godlewski. *Les neurasthénies*, 1908.
14. Brissaud, *loc. cit.*, p. 679.

nécessairement dans son expression extérieure suivant le sexe, l'âge, le tempérament, les conditions de vie, les causes déterminantes, en un mot suivant les nombreuses influences contingentes qui font varier la physionomie de tout tableau clinique.

Et c'est ainsi que dans ce grand complexus du syndrome neurasthénique nous trouvons la neurasthénie de la femme, celle de l'enfant, celle du vieillard ; la neurasthénie de la puberté, de la ménopause, virile et féminine ; la neurasthénie par auto-intoxication, par infection, par surmenage, par shock émotif, par traumatisme ; la neurasthénie cérébrale ou psychique, la neurasthénie médullaire ou spinale, la neurasthénie gastro-intestinale, utéro-ovarienne, etc., etc., tous états qui ne sont que les variations symptomatiques individuelles d'un même processus de souffrance et d'appauvrissement du système nerveux.

Tel est, d'un mot, le syndrome neurasthénique. Nous avons donc à envisager l'influence du climat marin sur les manifestations et les modalités principales de ce syndrome.

II

INDICATIONS DU CLIMAT MARIN ATLANTIQUE DANS LA NEURASTHÉNIE

1° Opinion des auteurs.

L'idée de traiter la neurasthénie ou les affections nerveuses s'en rapprochant par le climat marin n'est pas nouvelle. Elle s'est déjà manifestée à diverses époques, ainsi que le montrent MM. Louis et Paul Murat dans leur bel ouvrage sur la cure marine de la tuberculose pulmonaire et de la neurasthénie (1).

Ebneter Gilchrist (2) recommande entre autres choses la navigation dans le traitement des affections vaporeuses et des maladies de l'estomac. « La passion stomachique des anciens, dit-il, ressemble on ne peut plus, à beaucoup d'égards, à cette grande maladie moderne nationale qu'on appelle les vapeurs. Les anciens regardaient la navigation comme le remède à ce mal, aussi bien qu'à plusieurs autres incommodités qui accompagnent toujours les affec-

1. Louis et Paul Murat. Les voyages de santé sur mer. Cure marine de la tuberculose pulmonaire, de la neurasthénie, les suites de surmenage, etc., etc. (*Vade-mecum hygiénique et médical de la vie en mer*) Paris. Henri Jouve, 1906.

2. Ebneter Gilchrist. *The use of the sea voyages in medicine.* Londres, 1756.

tions des gens nerveux : telles sont les douleurs d'estomac et la distension de ce viscère, la digestion difficile, le manque d'appétit ou l'appétit dépravé. »

Plus près de nous, Wilson (1) a également parlé des bons effets des voyages en mer sur les maladies nerveuses et préconisé de préférence les voyages intéressants en Méditerranée, aux Indes, etc., dans l'hypocondrie, le spleen, la neurasthénie.

Ide (2) a soutenu que « le climat marin est un sédatif puissant du système nerveux. » Il explique son effet : 1° par l'action que produit directement le climat sur les nerfs ; 2° par le changement occasionné dans l'échange matériel et dans la nutrition du système nerveux.

« Le climat de mer, dit-il, est indiqué dans les maladies nerveuses qui sont une conséquence de l'altération des corps cellulaires des neurones et dans les maladies causées par une mauvaise nutrition du système nerveux : asthme nerveux, névroses du cœur, dyspepsie nerveuse, migraine, névralgies, insomnies causées par l'hyperesthésie. Les crampes des muscles de la face, les crampes hystériques en sont justiciables.

« L'influence sur l'échange matériel est surtout visible dans les paralysies apoplectiques et dans la neurasthénie des enfants et le tabès. »

La Harpe (3) range les névroses parmi les affections auxquelles conviennent les voyages sur mer. « L'air de la haute mer est absolument pur et le malade le respire toute la journée. La température est très égale, l'air très humide et sédatif, mais le climat est cependant fortifiant.

« L'humidité de l'air, le spectacle de la mer, l'absence de préoccupations, de soucis et d'excitations, le repos combiné avec une bonne hygiène en font un traitement tonique et réparateur. »

A côté des auteurs médicaux, beaucoup d'écrivains et de poètes ont vanté la puissance régénératrice de la mer, son efficacité unique dans la cure des passions, des chagrins, du surmenage, des états de langueur, de dégénérescence et de dépression :

« Vous tous qu'empoisonnent les névroses,
N'importe comment partez, partez
Et vous renaîtrez aux îles roses
Qu'arrosent toujours les vieux Léthés. »

(J. Richepin. *Litanies de la mer* (4).)

1. Wilson. *The ocean as a healt resort. Handbook of the sea for tourists.* Londres, 1879.
2. Ide. *Inselarzt. fur. U. des christlichen seehospizes*, 1901.
3. La Harpe. *Formulaire des stations climatériques*, 1902.
4. Cité par Louis et Paul Murat, *loc. cit.*, p. 510.

Résumant leur propre opinion sur les effets thérapeutiques généraux de l'atmosphère marine, Louis et Paul Murat font ressortir ses effets : 1° sur la respiration, le pouls, l'oxygénation du sang ; 2° sur le fonctionnement de l'appareil digestif et l'augmentation de l'appétit qui devient excellent et souvent précisément, comme ils l'ont constaté avec Klein, chez ceux qui, à terre, ont une anorexie habituelle ; 3° sur les toxines morbides, dont cette atmosphère constitue le meilleur contre-poison ; 4° enfin sur le système nerveux, vis-à-vis duquel elle agit à la fois comme tonique et comme régulateur.

Au point de vue des contre-indications, ils s'expriment ainsi : « Les affections cardiaques, l'artério-sclérose avancée, la sénilité, la grande faiblesse, la tendance au délire et aux troubles mentaux, l'état gravidique, doivent faire rejeter le traitement par la navigation. Celui-ci ne convient pas non plus aux hystériques, aux névropathes excités, aux eczémateux.

« La peur innée de la mer, une extrême et exceptionnelle susceptibilité à la naupathie rendraient la cure en horreur aux malades et seraient aussi, par le fait, des contre indications.

« En revanche, la cure a pour eux une action spécialement favorable sur certains états morbides tels que l'anémie, la chlorose, les convalescences difficiles, la débilité constitutionnelle, les états de langueur, de misère physiologique ou de faible résistance organique, les suites du surmenage, la neurasthénie essentielle, aussi bien que secondaire à la tuberculose, le spleen, l'hypocondrie, les névroses sur tempéraments lymphatiques et mous, les insomnies liées à certains états nerveux (1). »

Les vues qui précèdent s'appliquent à la cure par les voyages en mer, spécialement envisagée par Louis et Paul Murat dans leur ouvrage.

Nous allons maintenant indiquer, aussi complètement que nous l'a permis une revue attentive de la littérature française et étrangère, l'opinion des auteurs sur l'action du climat marin proprement dit dans les névroses, en particulier dans la neurasthénie.

Weber (2), après avoir rappelé qu'on a conseillé la mer dans de nombreux états pathologiques, dont l'irritabilité du système nerveux, l'insomnie, la faiblesse résultant de maladies prolongées, d'épuisement, de surmenage ou d'influences dépressives, observe que le climat marin exige une certaine force de résistance, des organes d'assimilation et de digestion sains, l'absence de troubles graves dans la circulation.

Il ajoute que les climats maritimes sont très différents suivant les régions et surtout suivant le degré d'humidité et que les climats

1. Louis et Paul Murat, *loc. cit.*, p. 199-202.
2. Weber, *Climatothérapie*, 1886, traduit par Doyon et Spillmann.

humides et à température élevée sont un séjour très propre à chasser la mélancolie et à rendre le calme à une âme douloureusement éprouvée. Les climats d'humidité moyenne et chauds lui ont donné des résultats également favorables dans plusieurs cas de dépression morale. Quant aux climats chauds et secs, ils sont excitants et ne conviennent pas aux malades atteints d'irritabilité nerveuse en général, d'hystérie.

Loewy (1) conclut de ses recherches avec Muller que le climat marin a une action modératrice sur la circulation et la respiration. Il resterait à étudier son action sur le sang. Ses effets, comme ceux du climat d'altitude, sont très marqués chez certains, faibles chez d'autres, nuls chez quelques-uns, sans qu'on ait pu encore expliquer ces différences.

Hans Bab (2) se borne à résumer les travaux de Loewy, Muller, Ide, Hofrat Wolf et O. Rosenbach sur les propriétés du climat marin.

Dans le paragraphe : « Eau de mer », de son *Traité de thérapeutique*, Manquat (3) s'exprime ainsi : « Le séjour au bord de la mer exerce une action *stimulante*, généralement bienfaisante, mais qui, chez les enfants nerveux, les hystériques, les épileptiques, peut être nuisible et, chez ces derniers, rapprocher les attaques (J. Simon). Le séjour au bord de la mer provoque souvent, chez les sujets irritables, de la lourdeur de tête, une *susceptibilité nerveuse extrême* avec sommeil difficile ou agité et perte d'appétit. Il provoque souvent aussi chez les sujets prédisposés aux dermatoses, en particulier à l'eczéma, des poussées nouvelles. »

L'auteur range donc *l'état d'irritabilité* des malades, avec l'âge avancé, le trop jeune âge, la pléthore et le tempérament apoplectique, les affections cérébrales ou spinales, l'*hystérie* et l'*épilepsie*, le *rhumatisme*, les *cardiopathies*, l'*albuminurie*, etc., etc., parmi les contre-indications du traitement par l'eau de mer.

Arnozan (4) ne semble pas, jusqu'ici, très favorable à la cure climato-marine de la neurasthénie. Après avoir remarqué, à propos de l'air marin, « que le simple séjour sur les plages océaniennes est chez quelques sujets susceptible de produire les mêmes effets congestifs que les injections hypodermiques d'eau salée », il dit plus loin, dans l'article de son excellent ouvrage consacré aux climats : « La neurasthénie enfin est une des maladies qui bénéficient le plus d'un climat heureusement choisi. Sous sa forme spinale, elle demande

1. Loewy. Die Wirkung des höhen und Seeklimas auf den Menschen. *Deutsche med. Wochenschr.*, 1903, n° 4, p. 121.
2. Bab Hans. Aertzliches über den Aufenthalt an der See. Zeitschr. f. krankenpflege, 1903, dez. p. 463.
3. Manquat. *Thérapeutique*, 5e édition, 1903, p. 860.
4. Arnozan. *Précis de thérapeutique*, 3e édition, 1907, t. I, p. 194, t. II, p. 606.

avant tout du repos physique; sous sa forme cérébrale elle réclame le séjour à la montagne. Au bord de la mer, l'air trop excitant fatigue souvent le malade. Mais dans la montagne, entraîné et séduit par le spectacle varié des beautés de la nature, faisant fréquemment des promenades et des excursions qui font agir ses muscles et laissent ses facultés cérébrales au repos, le neurasthénique retrouve l'équilibre mental et la force morale que l'existence enfiévrée des villes lui avait fait perdre. »

Depuis Beard (1), qui, dans la majorité des cas et sauf exception, trouvait les neurasthéniques plus améliorés par la cure en montagne que par le séjour au bord de la mer, quelques neurologistes ont, à leur tour, exprimé plus ou moins brièvement leur opinion en ce qui concerne le traitement marin de la neurasthénie.

Bouveret (2) déclare que les bains de mer ne conviennent pas à tous les neurasthéniques. En général, l'eau de mer et l'air marin n'agissent pas favorablement dans les cas où dominent les symptômes d'excitation ; d'après son expérience, ils aggravent plutôt ces symptômes. Au contraire, le séjour au bord de la mer, sur une plage tranquille, donne souvent de bons résultats chez les hommes frappés d'épuisement nerveux à la suite de travail intellectuel exagéré ou de fatigues physiques excessives.

Mathieu (3) se borne à observer que la mer paraît peu convenir aux neurasthéniques qui ont des tendances arthritiques manifestes, à ceux qui présentent une tendance à l'irritabilité.

Grasset (4) recommande l'emploi, dans les états nerveux avec symptômes de dépression moteurs, sensitifs et psychiques, des eaux chlorurées sodiques en usage externe. Quant à la mer, elle lui paraît contre-indiquée, au moins dans beaucoup de cas, pour son action excitante (insomnie), qui n'est pas l'action cherchée de stimulation motrice.

Levillain (5), Gilles de la Tourette (6), Dutil (7), Béni-Barde (8), Brissaud (9), ne parlent pas de la thalassothérapie chez les neurasthéniques et M. de Fleury (10) se borne à vanter les bons effets, chez eux, du séjour dans la montagne, surtout après une cure par injections de sérum artificiel.

Ballet, dans son *Hygiène du neurasthénique* (11), consacre aux

1. Beard and Rockwell. *A practical treatise on nervous exhaustion* (Neurasthenia), London, 1890.
2. Bouveret. *Loc. cit.*, p. 428.
3. Mathieu. *Loc. cit.*, p. 198.
4. Grasset. *Thérapeutique des maladies du système nerveux*, 1907.
5, 6, 7, 8. *Loc. cit.*
9. Brissaud. *Loc. cit.*, et Art. Neurasthénie du *Traité de thérapeutique appliquée* d'Alb. Robin, t. XX, 1898.
10. De Fleury. *Loc. cit.*, p. 386.
11. Ballet. *Hygiène du neurasthénique*, 3e édition, 1906, p. 371.

climats maritimes un paragraphe spécial, dans lequel il exprime des vues analogues à celles de Bouveret. Pour lui aussi, ce genre de climat ne convient pas à tous les neurasthéniques.

« Sur les côtes, l'air est frais et vif, et toujours en mouvement. Les coups de vent sont fréquents ; les bains de mer, même très courts, ont une action tonique très énergique. C'est pourquoi, en général, l'eau de mer et l'air marin n'agissent pas favorablement dans les cas où dominent les symptômes d'excitation ; ils aggravent plutôt ces symptômes et quelquefois provoquent de nouveaux troubles. Certains ont de l'insomnie ou s'éveillent souvent pendant la nuit ; d'autres se plaignent plus particulièrement vers le soir d'une sorte de vague malaise fait de surexcitation mentale, d'énervement accompagné d'accélération notable du pouls et de sensation de chaleur à la peau ; il en est qui sont tourmentés par des palpitations cardiaques. Les neurasthéniques arthritiques, hyperesthésiques, ceux dont l'épuisement nerveux est compliqué de manifestations hystériques, ceux qui sont sujets à des crises d'anxiété, ceux qui sont sous le coup d'une dépression morale intense et qui, habituellement tristes, présentent une grande tendance à la mélancolie, se trouvent généralement fort mal d'un séjour au bord de la mer. De même les neurasthéniques qui souffrent ordinairement de douleurs rhumatoïdes accusent souvent une aggravation de leurs souffrances. A ces malades, les climats maritimes, même secs, doivent être déconseillés.

« Par contre, le séjour à la mer donne souvent de bons résultats chez les sujets frappés d'épuisement nerveux à la suite de fatigues physiques excessives ou de travaux intellectuels exagérés, et généralement dans tous les cas où les phénomènes d'éréthisme et d'excitation manquent et où prédominent les signes de langueur et de faiblesse (asthénie musculaire, inaptitude au travail, paresse des fonctions digestives). Il va sans dire que les neurasthéniques qui vont à la mer doivent s'installer près d'une plage tranquille, loin des villes d'eaux à la mode, se tenir à l'écart de la vie mondaine, et de toute autre cause d'excitation et de fatigue. »

Une note analogue est exprimée par Godlewski (1) dans le passage suivant :

« Doit-on conseiller le séjour au bord de la mer aux neurasthéniques ? Pour répondre à cette question, il faut, comme nous l'avons fait pour les autres modes de traitement, tenir compte avant tout de la division que nous avons établie entre les neurasthénies. Les neurasthéniques à hypertension, c'est-à-dire les intoxiqués irritables, ne se trouvent pas bien du séjour au bord de la mer. L'air vif, les coups de vent si fréquents sur les côtes, les bains de mer, même très courts, produisent sur leur système nerveux une excitation qui

1. Godlewski. *Loc. cit.*, p. 261.

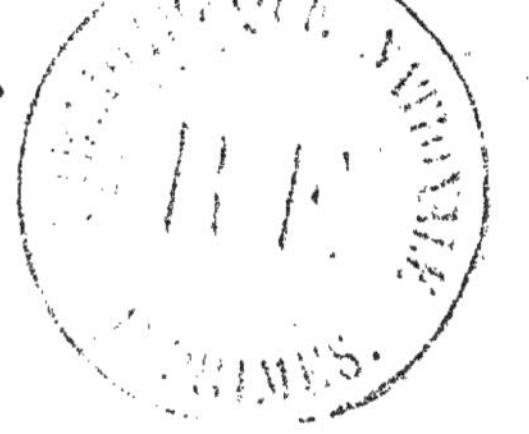

leur est très pénible. L'appétit est stimulé, mais comme ils sont, en général, hyperchlorhydriques, ils n'en manquent pas; sous l'influence de l'excitation, l'hypersthénie gastrique augmente. Ils éprouvent un besoin impérieux de manger, mais, après les repas, les malaises sont d'autant plus grands qu'ils ont pris une plus grande quantité de nourriture. Les troubles digestifs plus accentués augmentent encore leur irritabilité ; les crises d'anxiété sont plus fréquentes et plus intenses ; le sommeil fait défaut le plus souvent, et quand il se produit, il est hanté de rêves pénibles, entretenus par des malaises, des agacements ressentis dans tous les membres. Les stations maritimes de l'Océan produisent plus spécialement ces effets. On peut cependant excepter la forêt d'Arcachon, qui, sous l'influence de l'ozone, dû au mélange de l'air des pins et de l'air de la mer, a une action sédative, mais les malades doivent séjourner dans la forêt. Dès qu'ils vont sur les bords du bassin ou sur les rivages de l'Océan, l'excitation et l'irritabilité apparaissent de nouveau.

La forêt d'Arcachon peut être surtout conseillée aux neurasthéniques irritables anémiques, l'ozone ayant pour action d'augmenter le nombre des globules rouges du sang.

Les stations maritimes de la Méditerranée, telles que Cannes, Beaulieu, Menton, Nice, ont une action moins excitante que l'Océan, mieux supportée par les arthritiques, le climat étant plus sec. Le regretté professeur Potain permettait aux nerveux irritables Hyères, le Cannet ou le faubourg de Cannes le plus éloigné de la plage.

Le séjour au bord de la mer donne au contraire des résultats satisfaisants chez les neurasthéniques à hypotension, les vrais déprimés, chez les sujets frappés d'épuisement nerveux, à la suite des fatigues physiques excessives, ou de travaux intellectuels exagérés, et, d'une manière générale, dans tous les cas où les phénomènes d'éréthisme et d'excitation font à peu près défaut et où prédominent des symptômes de langueur et de faiblesse, tels que l'asthénie musculaire, l'inaptitude au travail, la paresse des fonctions digestives. Il faut de préférence choisir les stations calmes, loin des casinos et des milieux mondains, où l'on puisse à la fois jouir de la paix de la campagne et de l'air tonique de la mer. »

Pour A. Deschamps (1), la mer ne convient ni aux asthéniques excités, ni aux asthéniques trop déprimés. Elle surexcite les premiers et aussi les seconds, parce qu'ils ne peuvent supporter une trop forte stimulation de leur tonus sensitivo-moteur. A ceux-là, il faut interdire la mer.

Mais on peut conseiller les stations maritimes comme régions d'hiver aux candidats à l'asthénie et aux asthéniques chroniques

1. A. Deschamps, *loc. cit.*, p. 359.

non excités, quand ils peuvent faire les frais de la réaction. Les climats demi-humides, tels que Biarritz, Saint-Sébastien, Arcachon, et toute la côte méditerranéenne conviennent à ces malades. Quant aux excités, ce qu'il leur faut, c'est le climat d'eau douce et son influence sédative.

André Riche (1) s'exprime ainsi : « La question se pose souvent de savoir si les neurasthéniques peuvent se rendre au bord de la mer et y faire une cure.

« L'opinion généralement adoptée est que celle-ci leur est parfois inutile et fréquemment nuisible. Je ne suis pas de cet avis. J'ai bien des fois conseillé ou accepté, pour des raisons personnelles exposées par certains malades, un séjour à la mer. Dans les cas très accentués il convient toutefois d'imposer au malade des conditions bien déterminées : les neurasthéniques devront loger assez loin de la plage, dans un endroit abrité du vent, peu ou pas sortir le soir, si ce n'est dans les terres, ne jamais aller au flot et, si possible, prendre des bains de mer chauds en baignoire. »

John Madison Taylor (2) de Philadelphie, après avoir insisté sur l'importance du traitement climatique dans la neurasthénie et sur les conditions empiriques dans lesquelles il est encore pratiqué, s'élève contre la tendance de certains médecins à croire que, parce que personnellement ils aiment le bord de la mer et y dorment bien, il doit en être de même des malades ultravibrants, aux nerfs surmenés et irrités, sans sommeil, à états cérébraux agités et hyperémiques. Il dit que les petits bruits répétés qui forment le mugissement de la mer, le choc incessant du battement des vagues d'air sur le tympan, enfin la trépidation résultant du brisement de la lame sur les rochers et transmise au cerveau par voie probablement osseuse, sont souvent insupportables pour de tels malades. Ce sont là des détails, mais des détails qui, par leur réunion, acquièrent une véritable importance. Il reconnaît d'ailleurs que les individus réagissent de façon très différente au climat marin.

Savary Pearce (3) attribue une action prépondérante à la pression de l'atmosphère et à son influence directe sur la circulation du sang. Il préconise les altitudes moyennes pour la neurasthénie, l'insomnie, la mélancolie, la dépression et les hautes altitudes pour les maladies nerveuses organiques.

Dans un nouveau travail, paru l'année suivante, le seul tout

1. André Riche. Les états neurasthéniques. *Les Actualités médicales*, 1908, p. 76.

2. John Madison Taylor. Climate or environment as a factor in the repair of neurasthenia and melancholia. *Boston medical and surgical Journal*, 21 oct. 1897, p. 419.

3. Savary Pearce. The influence of climate upon nervous diseases, considered from a physiological standpoint. *New-York med. Journ.*, 1900, 11, p. 636.

à fait spécial que nous ayons trouvé sur la question (1), le distingué neurologiste de Philadelphie précise son opinion. Il dit que la convenance d'un climat quelconque, climat marin ou climat de montagne, pour le traitement des états neurasthéniques, dépend de l'altitude et de la pression barométrique, du caractère, de la température et de l'égalité des vents prédominants (les pays bas, venteux, sans arbres, ainsi que les altitudes au-dessus de 2.000 pieds, à atmosphère constamment tranquille, avec basse pression barométrique, doivent être évités), de la nature du sous-sol (un terrain sablonneux, graveleux, étant le meilleur), de l'abondance du soleil, enfin, à un degré moindre, mais cependant important, de l'idiosyncrasie.

Il conclut ainsi :

« C'est un axiome qu'une altitude au-dessus de 2.000 pieds ne saurait convenir aux prédisposés ou aux convalescents neurasthéniques. Tout climat vraiment excitant doit être évité. On doit éviter aussi les régions à grands vents et à fréquents brouillards, à atmosphère saturée avec courants d'air en perpétuel mouvement, les pays bas (niveau de la mer), avec chaleur continuelle, invariable, bien que modérée comme ceux où l'effet du Gulf Stream est fortement ressenti.

Les conditions idéales pour le neurasthénique comprennent l'air de la mer dans un pays bien boisé, assez loin de la côte pour être à l'abri des brouillards. Un voyage sur mer est, en règle ordinaire, un excellent préliminaire aux autres mesures climatiques. Pourvu que le voyage ne soit pas tempêtueux, il agit en apaisant le système nerveux, psychiquement et physiquement.

Dans le but d'obtenir un plein bénéfice des influences climatiques opportunes, le malade doit avoir une bonne nourriture. Sans cet important adjuvant, l'effet du changement de climat sur le malade peut être entièrement détruit.

Ide (2) distingue deux effets dans l'air de la mer : l'un qui calme le système nerveux, l'autre qui l'excite.

L'effet calmant provient de l'égalité à peu près constante de la température, et de l'humidité de l'air. L'effet excitant résulte des caractères physiques du climat marin et avant tout du vent souvent frais de terre qui tranche sur la tiédeur du vent de la mer.

Le traitement consiste, avant tout, à proportionner dans la mesure voulue ces deux sortes d'influences, fortifiantes d'une part, déprimantes de l'autre, du climat marin. Pour bien appliquer le traitement calmant, il est bon de conseiller le séjour dans des éta-

1. The climatology of neurasthenia. *Penssylvania medical Journal*, avril 1901, p. 593.

2. Ide. Die Behandlung der neurasthenie durch das seeklima. *Neurol. Centralbl.*, 1905, n° 14, p. 151.

blissements. L'effet tonique au contraire s'opère mieux en plein air, dans un lieu bien exposé au vent et au bord de la mer. On peut ainsi à volonté rendre l'action du climat marin roborante ou affaiblissante.

Ide déclare ailleurs (1) que beaucoup d'affections, en particulier celles du système nerveux, même traitées longtemps et en vain par d'autres médications, sont très favorablement influencées par l'énergique action de l'air de la mer du Nord. Il cite particulièrement, parmi ces affections, d'abord les diarrhées nerveuses et la neurasthénie avec pollutions fréquentes, puis la maladie de Basedow et l'asthme nerveux, enfin même, dans certains cas, l'épilepsie.

Le neurologiste qui a le plus étudié les effets du traitement marin sur le système nerveux est Mendelssohn (2). Nous résumerons ses vues avec quelques détails.

Après avoir rappelé les expériences bien connues de Quinton, Mendelssohn constate que chez l'homme sain et malade, l'action immédiate de tous les facteurs du traitement marin pris ensemble, n'influence pas directement la sensibilité cutanée et ne modifie pas l'excitabilité réflexe des centres nerveux. Les effets de l'action du milieu marin ne se traduisent donc jamais directement par une hyperexcitabilité du système nerveux.

Pour relever la fonction nerveuse troublée, il faut avant tout améliorer la nutrition du système nerveux ; par là même, on modifie favorablement l'excitabilité des diverses parties qui le constituent. La thalassothérapie réalise fort bien ces deux indications, en activant les échanges et en provoquant une excitation périphérique qui retentit d'emblée sur le système nerveux tout entier et met en jeu, simultanément, les divers éléments de l'axe cérébro-spinal.

L'effet tonique et stimulant de la mer sur le système nerveux est presque toujours suivi d'une action sédative. Mendelssohn connaît nombre de neurasthéniques atteints d'insomnie tenace et rebelle à tout traitement qui ne dorment bien qu'au bord de la mer.

Avant cette action sédative, il survient souvent une série de phénomènes attribués à un « état d'excitation » du système nerveux et qui, se manifestant dès le début du séjour au bord de la mer, sont parfois si intenses qu'ils rendent la cure très difficile, sinon impossible. Il se produit alors chez ces malades un état d'éréthisme général. On admet que ces états d'excitation contre-indiquent le traitement marin.

Est-ce exact ?

1. Die Klimatische Uberreizung an der see und ihre Vermeidung. *Therap. Monatshefte*, August. 1903, p. 404.

2. Mendelssohn. Des effets du traitement marin sur le système nerveux. *Bulletin de thérapeutique*, 1903, t. 146.

Les gens « excités » sont, en réalité, des hyperexcitables, des irritables, des impressionnables chez lesquels des causes minimes produisent de grands effets sensitivo-moteurs et psychiques.

Ces phénomènes d'excitation sont dus plutôt à un état psychique spécial qui se traduit par une hyperémotivité. Ni la sensibilité générale, ni celle des sens, ni la réflectibilité ne sont modifiées chez ces malades. Le réflexe émotif seul est accru. Cette psycho-réflectivité émotive exagérée retentit sur les processus vaso-moteurs, et provoque dans l'organisme des troubles somatiques excessifs à la suite de toute incitation psychique. Ces malades, dès leur arrivée à la mer, présentent une irritabilité extrême, se plaignent de tout et sont mécontents de tout ce qui les environne. Tout leur fait mal, l'air les excite, la lumière leur donne des maux de tête et des vertiges. Le climat les énerve et leur enlève le sommeil. Susceptibilité anxieuse et mobilité excessive du caractère, telle est la note caractéristique des psychopathes émotifs. Ils se dépriment, s'attristent, mettent leur état « d'excitation » sur le compte du séjour à la mer, et finissent par se disposer mal envers la cure. Si l'on ne parvient pas à se rendre maître de cet état dès le début, on voit bientôt apparaître divers symptômes d'irritabilité générale et spéciale : douleurs névralgiques, spasmes, palpitations cardiaques, oppressions, troubles digestifs, etc... Il se produit une véritable intolérance thérapeutique vis-à-vis du traitement marin; en réalité, cette intolérance n'est qu'apparente; elle est de cause psychique et peut être facilement combattue par des procédés *psychothérapiques* combinés à une médication toni-sédative.

Dans la plupart des cas, grâce à la psychothérapie, l'état d'hyperémotivité fait vite place aux effets sédatifs de la cure, surtout lorsque le malade est soumis aux mesures rationnelles d'une vie hygiénique.

Pour que le traitement marin réussisse chez les nerveux émotifs et impressionnables, il doit être appliqué avec de grandes précautions, et d'après certaines règles spéciales. Il faut réglementer la cure, tant au point de vue du choix des procédés à employer que dans sa durée et son intensité.

Il faut, dans ce cas, avant tout, se conformer à la susceptibilité individuelle de chaque sujet; éviter de provoquer chez les malades un surmenage thérapeutique par la multiplication des divers procédés de la médication marine. Certains procédés sont mal supportés par eux; ainsi le bain de mer souvent ne leur est pas favorable, soit parce que la température de l'eau est trop basse, soit plutôt par suite de l'intensité des percussions de la lame. Chez les nerveux, en général, et les émotifs en particulier, le traitement marin ne doit pas être appliqué avec précipitation et doit être fractionné par des intervalles de repos intercalés dans la durée de la cure. Dans ces conditions, la cure marine exerce bientôt un effet toni-sédatif très manifeste.

Il est aussi important de prévenir, autant que possible, la production de l'hyperémotivité chez les nerveux allant à la mer. Le climat marin ne présente, dans sa constitution physico-chimique, rien de particulièrement excitant. Certains phénomènes nerveux peuvent être d'ailleurs l'effet de perturbations atmosphériques qui résultent d'une surcharge électrique et d'un abaissement de la pression pendant l'orage. Ce sont surtout les vents qui sont incriminés dans la production des phénomènes dits « de l'excitation nerveuse ». Chez les nerveux émotifs on doit choisir une plage abritée contre les vents par les forêts et les dunes. Il faut surtout éviter les vents de terre et particulièrement les vents secs de l'Est, excitants ; les vents de mer, humides et chauds, ont plutôt une action calmante et même dépressive. Les stations à plage sablonneuse et à lame forte (Atlantique) conviennent mieux aux nerveux émotifs que les plages de galet, dont l'action « excitante » est très forte.

Il existe pourtant des cas exceptionnels d'intolérance absolue à l'égard de la mer ; ces malades ne supportent pas mieux les climats d'altitude ou même les stations de plaine. Mais le plus souvent les nerveux s'adaptent dès le début aux conditions de la cure marine.

Ainsi, l'action de la cure marine sur le système nerveux est tonique et sédative, mais nullement excitante. Le milieu marin est un excitant des échanges nutritifs, mais non un excitant des nerfs. Les phénomènes d'excitation nerveuse sont d'ordre psychique, dus à l'hyperémotivité ; ils ne contre-indiquent nullement le traitement marin.

Quels sont les facteurs de la cure marine qui agissent sur le système nerveux ? Il est difficile de déterminer le rôle physiologique et thérapeutique de chacun des éléments du traitement marin. Il est probable que, dans certains cas, c'est à l'air et au climat que revient le principal rôle dans le traitement, tandis que dans d'autres cas, c'est au bain qu'il faut faire une large part des effets obtenus ; dans la plupart des cas, tous les facteurs réunis du climat marin concourent à produire l'effet curatif. Il est très probable que, au point de vue thérapeutique, les divers facteurs de la cure marine ne valent pas beaucoup par eux-mêmes, mais valent surtout par l'action associée qu'ils exercent sur le système nerveux.

Les actions isolées et simultanées des divers éléments du milieu marin ne produisent pas des effets uniques utiles, mais elles s'additionnent et s'interfèrent pour produire un effet thérapeutique total. C'est grâce à l'action simultanée des divers éléments de la cure marine que l'on parvient à rétablir promptement l'équilibre nutritif favorable au fonctionnement normal des éléments nerveux. Aucune autre méthode ne peut, au moyen d'irritation périphérique, provoquer dans le système nerveux un si grand nombre d'actions dynamogènes et inhibitrices qui se composent pour produire l'effet thérapeutique final. Aussi, la thalassothérapie doit-elle être considérée comme la plus puissante médication périphérique appliquée au traitement des maladies nerveuses.

Les indications thérapeutiques découlent de tous ces faits. La cure marine est indiquée surtout dans toutes les affections nerveuses tributaires d'un mauvais état général et où il s'agit de produire un effet tonique sur le système nerveux et une action stimulante sur les échanges nutritifs de l'organisme.

Elle est également indiquée là où il faut exercer une action sédative sur le système nerveux. L'état « excité » ne contre-indique pas la cure marine ; au contraire, il la réclame. Seuls, les états convulsifs et paralytiques présentent, pour des raisons techniques et mécaniques, une contre-indication pour l'application de certains procédés du traitement marin, et surtout des bains de mer, le climat marin pouvant, dans certaines conditions, convenir très bien à cette catégorie de malades.

2° Indications principales.

Les citations ci-dessus, que nous avons multipliées en vue de bien établir l'état actuel de la question, prouvent manifestement que nous ne possédons encore sur les indications du climat marin dans la neurasthénie que des notions restreintes, vagues, et même sur certains points, contradictoires.

En l'absence de règles précises, qu'il serait dès maintenant impossible de fixer, je dois donc me borner à poser quelques jalons et à présenter, à défaut de conclusions fermes, quelques considérations susceptibles de servir de point de départ, dans ce congrès, à des discussions profitables. Il va sans dire que, conformément aux termes mêmes de la question posée, j'aurai surtout en vue, dans ces considérations, la climatothérapie atlantique proprement dite, dégagée de ses compléments ordinaires, en particulier de la navigation et des bains de mer.

Idiosyncrasie psychique et physique.

L'élément *psychique* joue un rôle important dans le traitement de toute maladie, quelle qu'elle soit. Dans la cure des affections nerveuses, son rôle est de tout premier ordre et on a pu, avec quelque apparence de raison, lui attribuer une bonne part des heureux effets de toutes les médications employées chez certains névropathes.

Lorsqu'il s'agit de la climatothérapie marine de la neurasthénie, il est absolument nécessaire, plus encore qu'ailleurs peut-être, de tenir compte de l'élément psychique.

Ici, cet élément intervient à la fois par la disposition individuelle du malade vis-à-vis de la mer et par l'action psychique de cette dernière sur le malade.

Je puis assurer, pour l'avoir constaté maintes fois et mes confrères ont pu le constater tout comme moi, que les neurasthéniques qui ont le goût de la mer et qui désirent vivement faire une cure de plage, s'en trouvent habituellement très bien. J'ai observé à cet égard des faits curieux, vraiment paradoxaux ; ceux, par exemple, de jeunes filles et de jeunes femmes excitées, inquiètes, insomniaques, en état de perpétuel mouvement, qui, à force de supplications, obtenaient de se rendre dans une station, très convoitée par elles, de l'Océan. Et, chaque fois, infailliblement, malgré quelques accrocs à la prudence tant recommandée, elles revenaient non seulement enchantées, mais améliorées, plus calmes, dormant bien.

Si bien que j'ai fini par utiliser cette disposition du sujet comme une sorte de critérium, de pierre de touche, et, sauf les exceptions et réserves qui s'imposent en pareil cas, par autoriser le climat marin chez tout neurasthénique se sentant fortement attiré vers lui.

Il est probable que le contraire est également vrai et que les neurasthéniques qui n'aiment pas la mer, qui la redoutent par avance et ne l'acceptent qu'avec ennui et appréhension, n'en retirent généralement aucun bénéfice. Je n'ai pas une expérience aussi nette sur ce point, mais on a pu voir plus haut ce que dit Mendelssohn de l'aversion intolérante de certains névropathes vis-à-vis de la cure marine et de la possibilité de la combattre par des procédés psychothérapiques combinés à une médication sédative. J'imagine que le succès ne doit pas être constant en l'espèce, car rien ne saurait prévaloir contre l'auto-suggestion, lorsqu'elle est profonde et bien ancrée.

Quant à l'effet psychique de la mer sur les neurasthéniques, nous n'avons pas à nous y arrêter longuement, car il est connu de tous et depuis fort longtemps.

Bornons-nous à dire qu'ici encore l'influence des dispositions individuelles n'est pas moins évidente. Personne ne reste indifférent en face du spectacle de la mer. Mais ce spectacle, j'entends le spectacle quotidien, habituel, détermine un état d'âme variable avec chacun. Chez certains, il éveille de la tristesse intellectuelle, l'impression du vide et de l'isolement, de la nostalgie, de la mélancolie; chez d'autres, au contraire, il fait apparaître une sorte de contentement, d'exaltation de l'être physique et moral ; chez quelques-uns enfin, ces deux états cénesthésiques contraires se manifestent successivement et suivant l'instant.

S'il en est ainsi pour les normaux, au système nerveux bien équilibré, il en est évidemment de même pour les névropathes, pour les neurasthéniques, avec cette différence que ceux-ci, en perpétuel état de vibration hyperesthésique, poussent au centuple toutes leurs impressions.

A côté de cette idiosyncrasie psychique, il en est une autre, participant dans une certaine mesure à sa formation et à son expression, mais qui ne saurait être entièrement confondue avec elle, c'est *l'idiosyncrasie physique.*

J'entends par là le mode individuel de réaction de chaque organisme à l'action du climat, en dehors de toute disposition psychique.

Cette idiosyncrasie, très marquée chez certains sujets pour le climat d'altitude, l'est davantage encore, chez la plupart, pour le climat marin. Il est des gens qui, physiquement, ne peuvent supporter la mer ; d'autres qui, par contre, en éprouvent d'excellents effets ; très peu gardent, vis-à-vis d'elle, une sorte de neutralité physiologique.

Les nerveux, cela va de soi, se font pour la plupart remarquer, à ce point de vue, par l'intensité de leurs réactions.

Habituellement, la sensibilité physique et la sensibilité psychique à la mer vont de pair et se fusionnent en une idiosyncrasie unique ; en sorte que, comme nous le disions plus haut, l'individu qui aime la mer et s'y plaît en éprouve généralement d'excellents effets. Parfois, cependant, il y a dissociation entre les deux sensibilités et on peut voir des sujets, sains ou malades qui, malgré leur très grand attrait pour le bord de la mer, ne peuvent y séjourner sans éprouver des malaises plus ou moins fâcheux.

Il est difficile d'expliquer les causes de ces réactions individuelles. Elles sont certainement multiples, et tout ce que nous pouvons en dire ici, c'est que le système nerveux, en particulier le système nerveux vaso-moteur, paraît y intervenir pour une bonne part.

L'idiosyncrasie psychique et physique joue donc non pas un rôle secondaire, comme dit Savary Pearce, mais un rôle capital dans la cure marine de la neurasthénie et il est par suite indispensable, pour le médecin, d'en tenir le plus grand compte dans la décision à prendre.

Excitation et dépression.

Il ressort des diverses opinions d'auteurs cités plus haut, que s'il est une indication généralement admise en thalassothérapie nerveuse, c'est que la mer convient aux déprimés, tandis qu'elle est nuisible aux excités. Jusqu'à ce jour nous avons vécu pour ainsi dire sur cette formule traditionnelle et il n'est personne d'entre nous qui ne l'ait prise pour guide habituel de ses déterminations en pareille matière.

Il semble en effet très logique de penser que la mer a une influence dynamogénique sur le système nerveux, par suite qu'elle est indiquée chez les neurasthéniques affaissés, et contre-indiquée chez les neurasthéniques excités, dont elle accroît l'agitation sensitive, motrice et cérébrale. Or cette vieille croyance paraît être une erreur. Déjà, nous l'avons vu, Ide et Mendelssohn attribuent au traitement marin une action sédative sur le système nerveux et ce dernier va jusqu'à soutenir que lorsque cette action sédative est précédée d'excitation, la cause en est psychique et non climatique.

Nous savons, d'autre part, que l'état psychique, capable de déterminer chez quelques malades une intolérance plus ou moins violente à l'égard de la mer, en prédispose d'autres, au contraire, même excités, à subir très favorablement son influence.

Les faits que j'ai observés et ceux que m'ont communiqués plusieurs de mes collègues me permettent d'aller plus loin et de dire que non seulement l'excitation n'est pas une contre-indication à la cure océanienne chez les neurasthéniques, mais encore que très souvent cette excitation s'apaise et tombe au premier contact du climat marin. Depuis que j'ai été chargé de la rédaction du présent rapport, j'ai interrogé systématiquement, à ce point de vue, tous les névropathes qui se sont présentés à moi et j'ai été surpris du grand nombre de ceux, même excités, qui se calment et dorment mieux au bord de la mer. Je suis, en particulier, actuellement un neurasthénique atteint de psycho-névrose aiguë de l'âge critique, dont l'agitation violente, accompagnée d'insomnie complète, a cédé comme par enchantement dès son arrivée à Biarritz. Consulté il y a quelques années, je n'eusse jamais osé conseiller le bord de la mer à un pareil malade.

Pathogéniquement, cette action sédative d'un climat tonifiant comme celui de la mer sur l'excitation des neurasthéniques n'est pas inexplicable. L'excitation du neurasthénique est en réalité un signe de faiblesse, d'épuisement du système nerveux, le cri de souffrance d'un organisme aux abois (faiblesse irritable) ; en sorte que tonifier, stimuler ce système nerveux, cet organisme, c'est évidemment leur donner plus de force, plus d'équilibre et de pondération, partant, plus de calme.

Quoi qu'il en soit, cette notion de l'influence du climat marin sur l'excitation des névropathes est, avec celle qui vise l'élément psychique, l'une des plus importantes de la question qui fait l'objet de ce travail. Aussi, appelons-nous tout spécialement l'attention sur ce point, avec l'espoir que la discussion établira, par de nombreux faits que, contrairement à ce qu'on a cru jusqu'à ce jour, l'excitation n'est pas par elle-même une contre-indication à la climatothérapie marine.

Il ne faudrait pas, toutefois, passer d'un excès dans l'autre et considérer le séjour sur une des stations du littoral, fût-ce la fameuse Côte-d'Argent, comme le traitement par excellence de toute excitation morbide, en particulier de toute excitation neurasthénique. Il y a encore, pour le médecin, une sélection judicieuse et délicate à établir.

Cette sélection doit s'opérer à la fois d'après le malade et d'après la nature de son excitation.

Pour ce qui est du malade, nous en avons assez dit plus haut pour montrer qu'en fait de climatothérapie marine, les considérations relatives à l'individu priment toutes les autres. L'idiosyncrasie, physique et psychique, dicte déjà, dans bien des cas, la conduite à tenir.

Pour ce qui est de l'excitation, une distinction s'impose. Lorsque cette excitation est la traduction même de l'état d'épuisement nerveux, d'un épuisement nerveux sans complications, sans substratum anatomique, en un mot du syndrome neurasthénique simple, il est permis, en principe, de recourir à la cure marine. Lorsque en revanche il s'agit d'une excitation dépendant d'un état neurasthénique avec lésions organiques du système nerveux, par exemple dans les cas de tabès, de cérébro-sclérose et surtout de paralysie générale, cette cure marine offre des inconvénients et même des dangers.

En un mot, l'*excitation nerveuse* n'est pas, tant s'en faut, une contre-indication du climat marin ; l'*excitation cérébrale*, elle, en contre-indique au contraire formellement l'emploi.

Il est à peine besoin d'ajouter, après tout ce qu'on a pu lire plus haut, que le choix de la région et de la station marines est loin d'être indifférent, chacune d'elles ayant pour ainsi dire son action propre, locale, et que, en principe, les climats de mer les plus calmants sont les climats humides, à chaleur douce et bien abrités des vents de terre.

D'une façon générale, la *dépression* est favorablement influencée par la climatothérapie océanienne et les formes neurasthéniques dépressives sont celles qui conviennent le mieux à ce mode de traitement.

Mais ici encore, il n'y a rien d'absolu, et de même qu'on peut voir les neurasthéniques excités se calmer d'emblée au bord de la mer, de même on peut voir des neurasthéniques déprimés s'y exciter plus ou moins vivement. C'est affaire d'individu, c'est-à-dire de tempérament, de disposition, de mode personnel de réaction, en même temps que de degré de résistance à la stimulation régénératrice ; car, ainsi que le dit fort bien M. Deschamps, il faut, dans tous les cas, que le sujet puisse faire les frais de sa cure.

On interdira donc le climat marin à tous les neurasthéniques déprimés que ce climat pourrait affaisser ou attrister davantage, ainsi qu'à ceux dont la débilitation est telle que le moindre air du large les fait réagir sous forme d'excitation.

Age. Sexe. Formes étiologiques. Formes cliniques. Formes associées et symptomatiques.

Si nous avons assez longuement insisté, dans l'étude de la climatothérapie marine de la neurasthénie, sur l'idiosyncrasie psychique et physique, et sur l'état d'excitation et de dépression, c'est que ce sont là les principaux éléments d'appréciation pour le médecin dans tous les cas qui peuvent se présenter.

Cela nous dispense, par conséquent, d'entrer désormais dans de longs détails et nous permet de réduire à quelques indications tout à fait sommaires ce que nous avons à dire de cette méthode thérapeutique suivant les formes et variétés de la maladie.

Les *enfants neurasthéniques*, j'entends les enfants au-dessus de cinq ans, se trouvent généralement bien du climat marin. La neurasthénie infantile et juvénile étant presque toujours constitutionnelle, et liée à des phases difficiles d'évolution, de développement corporel et psychique, l'air de la mer, qui agit si bien comme tonique et régénérateur de la nutrition générale, y est particulièrement indiqué et y fait merveille. Sauf les cas d'intolérance grave ou de complication morbide sous-jacente (méningisme, méningite latente, affection organique des centres nerveux, etc.), la neurasthénie *infantile*, la neurasthénie *pubérale*, la neurasthénie *scolaire* et la neurasthénie *juvénile*, attribuées si souvent à tort au surmenage, s'améliorent notablement par le traitement thalassique, surtout lorsqu'il existe en même temps, ce qui n'est point rare, du retard de croissance, du rachitisme, du lymphatisme, de la dépression générale des forces, des pertes séminales.

J'ai récemment soigné, avec mon ami le Dr Lavergne, un jeune neurasthénique de neuf ans, que plusieurs mois de séjour à Biarritz, avec traitement salin et études scolaires médicalement surveillées, ont transformé de la façon la plus heureuse.

Les *neurasthénies féminines*, sous toutes leurs formes, relèvent spécialement de la thérapeutique marine, principalement celles qui surviennent à la puberté, à la ménopause ou qui s'accompagnent de dysménorrhée, d'aménorrhée, d'affections utéro-ovariennes, de ptoses viscérales, d'anémie et d'asthénie.

Il n'y a de contre-indication que dans les cas de susceptibilité barométrique trop vive ou de faiblesse générale trop accentuée. L'association de l'hystérie à la neurasthénie, fréquente chez la femme, ne constitue pas un obstacle à la cure.

Les *neurasthénies préséniles* et *séniles* sont, de toutes, celles qui exigent la plus grande prudence de la part du médecin au point de vue de la climatothérapie marine.

C'est qu'en effet ce sont celles qui sont liées, le plus souvent, à des troubles circulatoires du cerveau, à de l'artério-sclérose, à de l'athérome et qui, par suite, risquent le plus d'être aggravées par l'action de la mer. J'ai vu, dans des cas de ce genre, des ictus congestifs se produire ou devenir plus fréquents.

De façon générale, la cure océanienne est donc contre-indiquée dans les cas de neurasthénie chez les gens âgés, surtout lorsqu'elle s'accompagne d'affection cardiaque, d'artério-sclérose en activité, de tendance à l'insuffisance des grands viscères émonctoriaux, particulièrement de troubles dans la sécrétion et la composition de l'urine.

Toutefois — et c'est là une formule restrictive qu'on est constamment obligé de répéter en thérapeutique parce que, suivant le mot courant, il n'y a pas de maladies, mais des malades — la contre-indication dont nous parlons n'est pas absolue. Certains neurasthéniques déjà âgés, notamment des hommes à la période trop méconnue de l'âge critique, où les symptômes nerveux s'allient presque toujours à de la présclérose, se trouvent parfois admirablement d'un séjour au bord de la mer, qui agit chez eux à la fois sur le physique et sur le moral. J'ai souvent constaté le fait et vu des neurasthéniques de 45 à 65 ans, présentant déjà quelques signes évidents d'artério-sclérose, que le climat marin contribuait puissamment à remettre sur pied.

Les indications de la cure climato-marine ne varient pas sensiblement suivant la *cause* productrice du syndrome neurasthénique. Que celui-ci soit dû à une *intoxication, exogène* ou *autogène,* à une *infection aiguë* ou *chronique*, qu'il soit d'origine *arthritique, gastro-intestinale, grippale, syphilitique, paludéenne*, qu'il soit la conséquence du *surmenage intellectuel ou moral*, d'un *shock nerveux* ou *traumatique*, etc., peu importe : dans tous ces cas, l'indication thérapeutique se tire bien plus de l'individu que de l'étiologie de sa névrose.

Il en est un peu de même en ce qui concerne les *formes cliniques*. Ici toutefois, quelques réserves s'imposent. On peut dire en effet que les *neurasthénies générales*, à prédominance asthénique, sont celles auxquelles convient le mieux le traitement marin, nuisible au contraire dans bien des cas, quoi qu'en dise Ide, à la *neurasthénie gastro-intestinale*, surtout compliquée d'entérite muco-membraneuse.

Signalons encore en passant, à cet égard, entre bien d'autres particularités, l'heureuse influence du climat océanien sur le *coryzà spasmodique* des neuro-arthritiques, dont les crises, souvent réveillées par les hautes altitudes, cessent brusquement dans bien des cas, au bord de la mer (Ide, Garel, A. Bouyer fils).

Quant aux *neurasthénies à type psychique*, aux *cérébrasthénies* ou *psychasthénies* comme les appellent Raymond et Janet, elles n'obéissent, au point de vue de la cure climatique, à aucune règle fixe et on peut dire que c'est ici le triomphe de l'idiosyncrasie et de l'apparent paradoxe thérapeutique.

En principe, rien ne contre-indique le climat marin dans les neurasthénies psychiques, qu'il s'agisse de neurasthénie nosophobique, hypocondriaque, de neurasthénie avec obtusion, dépersonnalisation, obsessions, voire avec idées mélancoliques, surtout si la cure morale, la plus importante, est, en même temps, bien organisée.

Seules les complications délirantes, hallucinatoires, impulsives, épileptiques, mettent un obstacle plus ou moins absolu à l'utilisation de ce climat. Dans tous les autres cas, c'est affaire surtout d'individu, de station, et le médecin doit chaque fois s'inspirer dans sa décision, souvent délicate, de tous les éléments disponibles d'appréciation.

Il importe de rappeler que les *neurasthénies symptomatiques*, en particulier les neurasthénies dites *préorganiques*, telles que la *neurasthénie prétabétique* et la *neurasthénie préparalytique*, s'accommodent habituellement fort mal du climat marin. En fait de paralysie générale surtout, il en est de la mer comme de la douche froide ; elles ont tendance, l'une et l'autre, à aggraver l'état du malade, soit au début, en provoquant l'apparition plus ou moins bruyante de symptômes de paralysie générale encore latents, soit plus tard, en donnant lieu à des crises d'agitation et à des ictus.

Je n'ai pas d'expérience suffisante pour me prononcer en ce qui concerne la *neurasthénie des tuberculeux*. C'est là cependant un côté intéressant de la question, au moment où la cure marine de la tuberculose est passée au premier plan de l'actualité.

Les auteurs ont émis à cet égard des opinions différentes. Lindsay (1), dans son remarquable ouvrage, attribue au climat marin humide et au climat océanien une action sédative sur les tuberculeux, à l'encontre du climat des hautes altitudes, du climat des stations marines sèches et du climat du désert, qui sont stimulants.

« Les effets du climat océanien sur le système nerveux, dit-il (p. 66), quoique un peu incertains, sont en général plutôt sédatifs que stimulants. L'insomnie et les autres troubles nerveux, fréquents

1. Lindsay. *Traitement climatérique de la phtisie pulmonaire*. Traduit et annoté par F. Lalesque, Paris, O. Doin, 1892.

au début d'un long voyage, sont plus probablement dus aux conditions nouvelles de l'existence à bord, aux bruits insolités de la nuit, au chagrin de la séparation, etc., qu'à l'influence marine. Après la première semaine survient un sommeil profond, avec les autres signes de l'apaisement du système nerveux. Ici apparaît un des nombreux points de contraste des deux climats les plus efficaces pour la phtisie, c'est-à-dire le climat de l'océan et le climat des hautes altitudes. Tous deux sont essentiellement toniques, mais celui-ci est surtout stimulant (au point que si la stimulation est trop grande ou la susceptibilité individuelle extrême, l'irritabilité nerveuse en découle, avec ses symptômes habituels), celui-là est moins stimulant, sédatif même. Il est inutile d'insister sur les déductions qui résultent de cette distinction. »

Dans divers autres passages, Lindsay revient sur ce point spécial.

« La grande humidité de la mer a son mauvais côté. Le passager le constate en retirant des bagages ses vêtements laissés longtemps enfermés. Mais combinée aux autres éléments du climat marin, elle possède certains avantages. Elle diminue la toux, apaise l'irritation nerveuse et prévient l'insomnie (p. 108).

« Si, dans quelques cas types de phtisie commençante, les sanatoria d'altitude sont éliminés pour une des raisons précédentes (l'excitabilité marquée du système nerveux est un obstacle à leur usage, que rendent incertain et risqué un affaiblissement marqué et des troubles digestifs graves), la méthode qui se présente aussitôt après est celle des voyages sur mer, aux résultats souvent très encourageants. Ils conviennent mieux que le climat de montagne aux phtisiques peu robustes, l'existence d'une des complications indiquées ne constituant pas une contre-indication. Un affaiblissement marqué n'est pas un obstacle à son application, puisque le malade peut jouir de tous les avantages de l'air marin par le simple repos à la chaise longue sur le pont du navire, et que la nécessité d'une vie active est bien moindre qu'à Davos et Saint-Moritz. De même les troubles digestifs sont plus faciles à traiter à bord qu'au sein des montagnes. Rarement le mal de mer atteint le phtisique, l'appétit s'améliore presque invariablement, et la diarrhée n'est pas habituelle en mer. En ce qui concerne l'agitation nerveuse, tout dépend du confort du navire, du temps que l'on essuie et de la possibilité de s'assurer des compagnons agréables. Mais par lui-même le climat marin n'a pas l'action franchement excitante, caractéristique des altitudes (p. 216-211). »

Lalesque (1) est du même avis que l'auteur anglais. Il déclare même que la forme éréthique de la tuberculose est l'indication la plus précise de la cure marine atlantique, l'air sédatif du littoral

1. F. Lalesque. *Cure marine de la phtisie pulmonaire*. Paris, Masson, 1897.

sud-ouest ne convenant pas aux phtisies torpides ou à allure lente.

Legrand (1), d'accord avec l'ensemble des médecins de Biarritz, exprime une opinion opposée à celle de Lalesque. Pour lui, les tuberculoses à forme dite *éréthique* sont d'emblée aggravées, tandis que les tuberculoses qui avaient évolué jusqu'alors avec une allure torpide se transforment au bout de quelque temps et prennent une marche rapide sous l'influence excitante du climat de Biarritz. Il explique cette divergence d'opinion par ce fait que Lalesque, observant à Arcachon, localité spéciale, a étudié la cure de la tuberculose non seulement marine, mais forestière, et que ses conclusions ne sont pas applicables aux stations océaniennes, telles que Biarritz, dépourvues de toute protection contre les vents de la mer.

Visant spécialement l'action sédative du climat de Biarritz, il écrit l'intéressant passage suivant :

« Aussi ne peut-on vraiment se défendre d'un étonnement profond lorsqu'on voit qualifier de *sédatif* le climat de Biarritz. Que l'on établisse entre les différentes régions du littoral des distinctions basées sur des variations appréciables de leur influence existante, et que la zone comprise entre l'embouchure de la Gironde et la frontière d'Espagne représente une région où cette influence se trouve mitigée par un certain nombre de conditions climatiques, c'est parfaitement exact; mais ce sont surtout les manifestations d'ordre nerveux qui bénéficient de cette atténuation et nous avons vu quelquefois des hystériques et même des neurasthéniques présentant un certain degré d'excitabilité s'améliorer sous l'action tonique et fortifiante du climat de Biarritz, à condition que leur séjour ne se prolonge pas au delà de certaines limites. Au contraire, en ce qui concerne la tuberculose pulmonaire, il semble que l'influence excitante du voisinage de la mer reste pleine et entière, et lorsqu'on observe pendant un certain temps les effets désastreux qu'elle produit constamment chez les phtisiques, l'idée d'une action presque spécifique ne peut manquer de se présenter à l'esprit. (p. 71,72). »

Lalesque n'en persiste pas moins dans son opinion, même depuis qu'il pratique, chez ses malades, la véritable cure marine. Complétant à ma demande sa pensée sur ce point, le distingué phtisiographe m'écrit que si par le mot « neurasthénie » il faut entendre surtout la dépression physique et *morale* des sujets, celle-ci n'existe guère chez les tuberculeux, foncièrement optimistes. Il ajoute que la cure marine, outre ses effets généraux toniques, communs à tous les malades qui y sont soumis, procure aux tuberculeux une *diversion* des plus heureuses. Elle les égaye.

1. G. Legrand. *De l'influence du climat marin de Biarritz sur la marche de la phtisie pulmonaire*. Paris, Masson, 1901.

J. Courmont et Ch. Lesieur (1), dans le fascicule: *Atmosphère et Climats*, du *Traité d'hygiène* Brouardel et Mosny, ne disent rien du climat marin dans la neurasthénie et les névroses, mais ils citent la tuberculose avec *hyperexcitation nerveuse* parmi les contre-indications de la cure de cette maladie au bord de la mer.

Il serait intéressant, on le voit, de fixer ce point et de déterminer de façon précise quelle est exactement l'influence du traitement marin sur le système nerveux des tuberculeux en général et, de façon particulière, sur les tuberculeux en état de neurasthénie, excitée ou déprimée.

3° Indications complémentaires

Tout ne consiste pas, en climatothérapie marine de la neurasthénie, à se décider pour ou contre ce moyen thérapeutique. Bien d'autres indications complémentaires s'imposent encore, dans le cas où on y a recours. Il va de soi, par exemple, que le choix de la station atlantique, de sa situation géographique et de son degré d'humidité, celui de la saison, de l'habitation, de sa distance de la mer, de son orientation, de sa protection vis-à-vis de tel ou tel vent, enfin que les prescriptions concernant l'entourage du malade, sa tutelle morale, la rapidité et l'intensité de la cure, l'approche de la plage, les promenades en mer, la pêche, les distractions de toute sorte, etc., etc., ont une grande importance et permettent au médecin de varier, suivant les cas, la formule de cette cure et d'en mesurer pour ainsi dire les effets.

John Madison Taylor (2) attache une si grande importance à l'entourage (*environment*) qu'il le considère comme le premier facteur de la cure et estime qu'avec un bon compagnon, de préférence une nurse habile et ayant du tact, l'éloignement de la maison n'est même pas toujours nécessaire.

Ide (3), déjà tant de fois cité par nous, décrit, dans un travail spécial, les fatigues de l'acclimatement, surtout de l'acclimatement sur les bords de la mer du Nord. Il met tout d'abord en garde contre le bien-être trompeur éprouvé les premiers jours par certains névropathes, bien-être que ne tardent pas à suivre des malaises plus ou moins sérieux. Ces malaises sont dus pour lui à des

1. J. Courmont et Ch. Lesieur. Fascicule : *Atmosphère et Climats* du *Traité d'hygiène*, publié en fascicules sous la direction de P. Brouardel et E. Mosny, 1906.

2. John Madison Taylor, *loc. cit.*

3. Ide. Zur kasuistik der seelutwirkung *Zeitsch. f. diät. und physik therapie*, 1903, Bd. VIII.

troubles de circulation provoqués par la violente agitation de l'air qu'on peut comparer à une douche d'eau froide. Il recommande pour éviter ces complications de se tenir, au début, très tranquille, de pratiquer le repos au lit, de satisfaire au besoin de sommeil et de se protéger absolument contre les vents trop violents.

Lobit, dans un travail en cours de publication (1) sur les indications de séjour à Biarritz, répartit ces indications à la fois suivant les saisons et suivant les états morbides.

Voici ce qu'il dit pour le printemps, en ce qui concerne les états nerveux :

« Les effets de notre climat, au printemps, se traduisent par une action *tonique* et *semi-excitante*. Tous les états physiologiques ou morbides justiciables de cette action seront, de préférence, adressés ici en cette saison. Les *états nerveux* pourront être avantageusement modifiés, ainsi que nous l'avons dit pour l'hiver. C'est dans ce cas surtout qu'il faudra considérer avec le plus grand soin la question du choix de l'habitat.

« Les nerveux *essentiels* devront d'une façon générale séjourner dans la deuxième et même la troisième zone, à l'abri des vents et des éléments chimiques trop excitants, et ils bénéficieront d'une station plus ou moins longue sur le bord même de la mer par les temps calmes.

« Les états nerveux consécutifs à l'anémie pourront parfaitement habiter la première zone puisqu'ils ont besoin de l'action semi-excitante.

« Mais, dans les deux cas, il faut s'astreindre aux précautions les plus minutieuses relatives au vêtement...

« Pour bien préciser, on adressera de préférence les *torpides* en hiver et au printemps, mais en cette dernière saison, on pourra aussi envoyer les *nerveux*. »

Nous ne faisons que mentionner ces particularités, dans le détail desquelles nous ne saurions entrer ici. Mais il y a un intérêt majeur à ce qu'elles soient, pour chaque sujet, examinées de près par les médecins de la station.

Car, et c'est par là que je voudrais terminer ce rapport, si incomplet mais encore trop long, j'estime que la direction de la cure marine des neurasthéniques par un médecin local est indispensable. Envoyer purement et simplement, comme on le fait si souvent, un nerveux au bord de la mer et l'y abandonner à lui-même, c'est agir comme lorsqu'on prescrit sans plus l'hydrothérapie à un malade, lui laissant le soin de prendre la douche à sa fantaisie ou à celle d'un baigneur incompétent. La climatothérapie marine, comme l'hydrothé-

1. Lobit : Indications de séjour à Biarritz (*Revue médicale de Biarritz*, 1906, 1907, 1908, n° de décembre 1907, p. 95).

rapie, est une médication très délicate et, en quelque sorte, une arme à deux tranchants : il faut savoir la manier et s'en servir.

Et de même qu'en hydrothérapie il faut, au début, être très prudent, opérer une transition parfois lente et graduelle et, plus tard, au cours du traitement, varier la formule suivant les besoins, de même il est nécessaire que le médecin de la station marine réglemente avec soin les détails de la cure climatique, pour chaque malade et à chaque moment. Par-dessus tout, il doit surveiller de près la phase d'acclimatement, la plus délicate et la plus critique, se souvenant comme l'a dit fort justement le professeur Jaccoud (1), que « le traitement climatérique est entièrement une question d'adaptation individuelle ».

CONCLUSIONS

Les considérations émises dans ce rapport peuvent être résumées dans les propositions suivantes, susceptibles de fournir matière aux discussions du Congrès:

I. — Une des principales indications du climat océanien, dans les états neurasthéniques, se tire de *l'idiosyncrasie individuelle, psychique* et *physique*.

On peut avantageusement prescrire ce climat aux neurasthéniques qui ont du goût et de l'attrait pour la mer, que sa vue impressionne favorablement et égaye et qui la supportent bien. Il y a lieu d'en éloigner au contraire ceux qui n'aiment pas la mer et la redoutent, ceux qu'elle ennuie ou attriste et ceux qui la tolèrent mal.

II. — Il a été généralement admis, jusqu'à ce jour, que le climat marin convient aux *déprimés*, tandis qu'il est nuisible aux *excités*.

Une réaction semble s'opérer, actuellement, contre cette croyance traditionnelle. Il est certain, en effet, que des névropathes excités se calment très nettement au bord de la mer, tandis que des névropathes déprimés s'y excitent.

La *dépression* et *l'excitation* ne constituent donc pas, tant s'en faut, une indication et une contre-indication formelles à la climatothérapie océanienne.

En dehors de la question d'idiosyncrasie, qui demeure ici dominante, et de divers autres motifs d'appréciation, la décision se basera sur ceci : que dans *l'excitation purement nerveuse*, manifestation du syndrome neurasthénique simple, le climat marin est bienfaisant ou tout au moins inoffensif, tandis qu'il n'est pas sans inconvénients, ni même sans dangers dans *l'excitation cérébrale*, manifestation

1. Jaccoud. *Curabilité et traitement de la phtisie*, 1881, p. 382.

d'un syndrome neurasthénique lié à des lésions organiques du système nerveux ; sur ceci encore que la *dépression* ne doit pas se compliquer d'une débilitation trop profonde, le sujet devant, dans tous les cas, pouvoir faire les frais de sa cure.

III. — Sauf les cas d'intolérance grave ou de complication morbide sous-jacente, la *neurasthénie infantile* et la *neurasthénie juvénile* s'améliorent notablement par le traitement thalassique, surtout lorsqu'il existe, ce qui n'est point rare, du retard de croissance, du rachitisme, du lymphatisme, de la spermatorrhée.

Les *neurasthénies féminines*, sous toutes leurs formes, relèvent spécialement de la thérapeutique marine, principalement celles qui surviennent à la puberté, à la ménopause ou qui s'accompagnent de dysménorrhée, d'affections utéro-ovariennes, de ptoses viscérales, d'anémie, d'asthénie. Il n'y a de contre-indication que dans les cas de susceptibilité barométrique trop vive ou de faiblesse générale trop accentuée. L'association de l'*hystérie* à la neurasthénie, fréquente chez la femme, ne constitue pas un obstacle à la cure.

Les *neurasthénies préséniles et séniles* sont, de toutes, celles qui exigent la plus grande prudence de la part du médecin au point de vue de la climatothérapie marine, en raison des troubles circulatoires du cerveau auxquels elles sont le plus souvent associées.

Il n'y a point là, cependant, une contre-indication absolue et certains neurasthéniques âgés, notamment des hommes à l'âge critique, peuvent retirer d'excellents effets de ce mode de traitement.

IV. — Les indications de la cure climato-marine ne varient pas sensiblement suivant la *cause* productrice du syndrome neurasthénique. Dans chaque cas, ces indications se tirent bien plus de l'individu que de l'étiologie de sa névrose.

V. — Il en est un peu de même en ce qui concerne les *formes cliniques*. Ici, toutefois, quelques réserves s'imposent.

Les *neurasthénies générales*, à prédominance *asthénique*, sont celles auxquelles convient le mieux le climat océanien.

La *neurasthénie gastro-intestinale*, surtout compliquée d'entérite muco-membraneuse, est fâcheusement influencée par ce climat.

Les *neurasthénies psychiques*, *cérébrasthénies* ou *psychasthénies*, n'obéissent, au point de vue de la cure climatique, à aucune règle fixe. En principe, rien ne contre-indique, chez elles, cette cure, surtout si elle se double d'une bonne cure morale. Seules les complications délirantes, hallucinatoires, impulsives, épileptiques, etc., y mettent un obstacle plus ou moins absolu.

Les *neurasthénies symptomatiques*, en particulier les neurasthénies *préorganiques*, telles que la neurasthénie *prétabétique* et la neurasthénie *préparalytique*, s'accommodent habituellement fort mal du climat marin.

Quant à l'influence de ce climat sur le système nerveux des *tuber-*

culeux, il est diversement interprété, les uns le considérant chez eux comme sédatif, les autres, au contraire, comme excitant.

VI. — Le choix de la station atlantique, de sa situation géographique et de son degré d'humidité, celui de l'habitation, de sa distance de la mer, de son orientation, de sa protection vis-à-vis de tel ou tel vent, enfin les prescriptions concernant l'entourage du malade, sa tutelle morale, la rapidité et l'intensité de la cure, l'approche de la plage, les promenades en mer, la pêche, les distractions de toute sorte, etc., etc., sans oublier la direction vigilante du sujet par un médecin de la station, ont une grande importance en tant qu'indications complémentaires de la climatothérapie océanienne de la neurasthénie.

E. Régis.

Mayenne, Imprimerie Ch. COLIN

www.ingramcontent.com/pod-product-compliance
Ingram Content Group UK Ltd.
Pitfield, Milton Keynes, MK11 3LW, UK
UKHW012302240726
13966UKWH00004B/1563